Année 1898

THÈSE

POUR

LE DOCTORAT EN MÉDECINE

Présentée et soutenue le mardi 12 juillet 1898, à 1 heure

PAR

Léon KOPP

Né à Odessa, le 29 août 1872

CONTRIBUTION A L'ÉTUDE

DE LA

MORTINATALITÉ PARISIENNE

Pendant les années 1891-1896

Président : M. PROUST.
Juges : MM. { JOUFFROY, *professeur.*
HALLOPEAU et CHARRIN, *agrégés.*

PARIS

LIBRAIRIE MÉDICALE ET SCIENTIFIQUE

BORDIER ET MICHALON

23, PLACE DE L'ÉCOLE-DE-MÉDECINE, 23

1898

FACULTÉ DE MÉDECINE DE PARIS

Doyen.	M. BROUARDEL
Professeurs	MM.
Anatomie.	FARABEUF.
Physiologie.	CH. RICHET.
Physique médicale.	GARIEL.
Chimie organique et chimie minérale.	GAUTIER.
Histoire naturelle médicale.	BLANCHARD.
Pathologie et thérapeutique générales.	BOUCHARD.
Pathologie médicale	HUTINEL. / DEBOVE.
Pathologie chirurgicale.	LANNELONGUE
Anatomie pathologique.	CORNIL.
Histologie	MATHIAS DUVAL.
Opérations et appareils.	TERRIER
Matière médicale et Pharmacologie.	POUCHET.
Thérapeutique	LANDOUZY
Hygiène	PROUST.
Médecine légale	BROUARDEL.
Histoire de la médecine et de la chirurgie.	LABOULBENE.
Pathologie comparée et expérimentale.	CHANTEMESSE.
Clinique médicale	POTAIN. / JACCOUD. / HAYEM. / DIEULAFOY.
Clinique des maladies des enfants.	GRANCHER.
Clinique des maladies syphilitiques.	FOURNIER.
Clinique de pathologie mentale et des maladies de l'encéphale.	JOFFROY.
Clinique des maladies nerveuses.	RAYMOND.
Clinique chirurgicale.	BERGER. / DUPLAY. / LE DENTU. / TILLAUX.
Clinique ophtalmologique.	PANAS.
Clinique des voies urinaires.	GUYON.
Clinique d'accouchements.	BUDIN. / PINARD.

Agrégés en exercice.

MM.	MM.	MM.	MM.
ACHARD.	GAUCHER	MARIE.	SEBILEAU.
ALBARRAN.	GILBERT.	MENETRIER	THIERY.
ANDRE.	GILLES DE LA	NELATON	THOINOT.
BAR.	TOURETTE.	NETTER.	TUFFIER.
BONNAIRE.	GLEY.	POIRIER, chef des	VARNIER.
BROCA.	HARTMANN	travaux anatomiques.	WALTHER.
CHARRIN.	LEJARS.	RETTERER.	WEISS.
CHASSEVANT	LETULLE	RICARD.	WIDAL
DELBET.	MARFAN.	ROGER.	WURTZ.

Secrétaire de la Faculté : M. Ch. PUPIN.

A MON TRÈS CHER PÈRE

NAOUM ROSENFELD

Hommage affectueux
et reconnaissant.

INTRODUCTION

La question de la dépopulation en France est une des plus pressantes et des plus compliquées, et intéresse à plusieurs points de vue la médecine en général et l'hygiène en particulier. Quelles que soient les causes fondamentales de cette dépopulation, — physiologiques, économiques ou morales — on peut admettre comme tout à fait établis par la statistique les deux faits suivants : 1) la diminution de la natalité est observée dans les familles plus aisées et, 2) cette diminution est volontaire, préméditée. En effet le nombre des mariages annuellement contractés, l'âge des futurs et les unions stériles sont à peu près les mêmes en France que dans les autres pays, et ce ne sont pas alors ces facteurs qui influent sur la diminution de la natalité.

En abordant l'étude de la mortinatalité nous nous rendons bien compte que ces deux questions, de la mortinatalité et de la dépopulation, sont d'un rapport assez lointain. La diminution de la mortinatalité n'exerce pas d'influence sur l'augmentation de la natalité, comme l'on pourrait penser au premier aspect; les statisticiens ont observé depuis longtemps « la loi du parallélisme des mouvements de population. » En effet, la majeure partie des enfants mort-nés sont volontairement remplacés par d'autres dans l'année qui suit; si le taux de la mortinatalité baisse, ils ne seront pas remplacés, et la natalité baissera d'autant. Néanmoins il nous semble que l'on peut admettre, par rapport à la mortinatalité, les deux faits ci-dessus : 1) la mortinatalité s'observe dans les familles plus aisées et, 2) en raison de cela il y a lieu de penser que ce fait est, à un certain degré au moins, volontaire, prémédité.

Cette thèse est consacrée principalement à l'appui de ces faits ; nous devons dire cependant sincèrement que nous avons commencé à dresser les tableaux statistiques avec l'idée d'aboutir à des conclusions absolument inverses. A *priori* il nous a semblé tout à fait naturel que le taux de la mortinatalité doit être, pour des raisons multiples, plus élevé dans les familles indigentes que dans les familles riches ; les résultats contraires acquièrent donc d'autant plus d'importance qu'ils n'étaient pas prévus.

N'anticipons cependant pas sur ce qui sera énoncé après avec toute l'ampleur nécessaire, et terminons cette introduction par l'exposition de la méthode et du plan que nous avons adoptés dans notre étude ; nous n'avons pas eu en vue les causes immédiates de la mortinatalité, qui sont étudiées spécialement par l'obstétrique et auxquelles sont consacrées les études si intéressantes de MM. Varnier et P. Brion (1) ; nous avons étudié seulement ces conditions d'âge des conjoints, leur degré d'aisance, durée de la gestation, état civil et sexe des mort-nés, distribution mensuelle, etc., conditions dans lesquelles les causes immédiates se réalisent et qui elles-mêmes appartiennent au domaine de l'hygiène. Nous nous sommes

(1 VARNIER. *Revue pratique d'obstétrique et d'hygiène de l'enfance*, 1893.

P. BRION. *Etude critique sur 530 cas d'avortements*. Th. de Paris, 1892.

bornés, par nécessité, à la mortinatalité parisienne et pour composer nos tableaux nous nous sommes servis des chiffres publiés pendant la dernière période de six ans, *in* Tableaux mensuels de statistique municipale de la ville de Paris, Annuaire statistique de la ville de Paris, Résultats statistiques du dénombrement de 1891 pour la ville de Paris et le département de la Seine et renseignements relatifs aux dénombrements antérieurs. Partout, où c'était possible, nous nous sommes appliqués à opérer non sur des chiffres absolus, qui ne permettent pas un jugement précis, mais sur des chiffres relatifs, qui representent mieux l'objet ; en d'autres termes, partout où cela se pouvait, nous avons considéré le nombre des mort-nés par rapport au total des naissances (mort-nés compris) survenues pendant la même période de temps. Les six premiers chapitres examinent les conditions d'ordre biologique, les trois suivants — celles d'ordre social et le dernier sert à montrer l'évolution de la mortinatalité. C'est avec dessein que nous avons limité les citations des auteurs qui traitent de la même question, afin de donner plus d'extension aux tableaux personnels. Ces derniers sont composés de telle façon que le texte servant à leur explication apparaît comme une conclusion évidente et nécessaire ; à cet effet nous avons disposé les chiffres par groupes qui relèvent d'une cause unique et, ayant obtenu la moyenne pour les six dernières années, il ne nous restait qu'à calculer avec cette moyenne le 0/0 cherché, en se servant toujours, comme il a été dit, des chiffres relatifs. A défaut d'une quantité suffisante de matériaux nécessaires, nous n'avons pas pu, à notre regret, étudier l'influence des professions, des grossesses multiples, de race, etc., ce qui ne manquerait pas certainement d'intérêt.

Avant d'entamer notre sujet nous tenons à nous acquitter envers nos maîtres de la Faculté et des hôpitaux d'une dette de reconnaissance en leur exprimant notre gratitude pour leur enseignement dévoué et éclairé.

Que MM. Hayem, Monod, Quénu, Tapret reçoivent ce bien faible témoignage de notre reconnaissance.

Nous remercions tout particulièrement M. le professeur Proust, qui a bien voulu nous faire l'honneur d'accepter la présidence de notre thèse, et M. le Docteur J. Bertillon, chef des travaux statistiques de la ville de Paris, de l'extrême bienveillance qu'il nous a montrée, du vif intérêt qu'il prenait à nos études statistiques et de ses bons et utiles conseils.

I. — Mortinatalité selon le sexe

ANNÉE	MORT-NÉS			TOTAL DES NAISSANCES MORT-NÉS COMPRIS		
	Mascul.	Fémin.	Total.	Mascul.	Fémin.	Total.
1891	2.367	1.876	4.243	32.586	30.734	63.320
1892	2.289	1.913	4 202	32.108	30.667	62 775
1893	2.219	1.816	4.035	32.233	30.751	62.974
1894	3.089	2.291	5.380	32.533	30.628	63.461
1895	3.049	2.265	5.314	31.310	29.325	60.635
1896	3.418	2.368	5.486	31.485	29.797	61.282
Total	16.131	12.529	28.660	192.245	181.902	374.147
Moyenne	2.689	2.088	4.777	32 041	30.317	62.358

	Total	Mascul.	Fémin.
0/0	7,66	8,39	6,89

Sur 100 filles mort-nées. — 122 garçons

I

Mortinatalité selon le sexe

Ce tableau confirme pleinement le fait bien connu — la prédominance considérable de la mortinatalité des garçons sur celle des filles ; tandis que la première atteint 8,39 0/0, la seconde ne dépasse pas 6,89 0/0 ; en d'autres termes, sur 100 filles mort-nées, on compte 122 mort-nés garçons, le rapport de sexes dans les naissances vivantes étant, à très peu près, de 105 garçons contre 100 filles. D'ailleurs nous savons que la mortalité des garçons est plus forte pendant tout le cours de la première année.

« A aucun âge, dit M. J. Bertillon (1), la différence entre la mortalité des deux sexes n'est aussi forte qu'à cet âge où le sexe paraît chose si insignifiante » . Quelle est la cause exacte de cette prédominance de la mortinatalité masculine ? Nous ne la tenons pas encore. « On a dit quelque fois (cette opinion a été émise par Simpson, l'illustre accoucheur d'Édimbourg, vers 1845) que si les garçons sont plus souvent mort-nés que les filles, c'est qu'ils ont la tête plus grosse et que leur accouchement est plus laborieux. Cette explication me paraît d'autant plus mauvaise qu'il n'est pas exact que la tête des garçons soit notablement plus grosse que celle des filles

(1) *Annuaire statistique de la ville de Paris* pour l'année 1894.

(mesures de MM. Budin et Ribemont *in Archives de tocologie* 1879) . D'ailleurs l'étude dela mortinatalité par âge va nous montrer que la mortalité des fœtus masculins l'emporte sur celle des féminins à toutes les époques de la grossesse (la même conclusion a été énoncée par Casper), et par conséquent lorsque le passage de la tête ne constitue pas une difficulté ». Les petits garcons sont plus débiles que les petites filles. C'est là un fait bien connu, et que l'on remarque longtemps encore après la naissance, et, notamment. pendant la première année de la vie.

II. — Durée de la gestation des morts-nés

ANNÉE	De 0 à 4 mois	5e mois	6e mois	7e mois	8e mois	9e mois	Total.
1891	225	379	732	835	631	1.577	4.379
1892	165	317	662	903	681	1.624	4 352
1893	129	344	663	870	700	1.570	4.176
1894	1.370	426	652	877	706	1.512	5.543
1895	1.374	368	694	874	630	1.547	5.487
1896	1.502	401	708	847	668	1.558	5.684
Total	4 246	1.195	2.054	2.598	2.004	4.617	16.714
Moyenne	1.415	398	685	866	668	1.539	5.571
0/0	25,4	7.2	12,3	15,6	11,9	27,6	100

II

Durée de la gestation des mort-nés.

Dans ce tableau, nous étions obligés de nous contenter de la moyenne pour les trois dernières années seulement, parce que les chiffres pour les trois premières (1891-1893) qui concernent les mort-nés de 0 à 4 mois, sont manifestement erronés; cela tient à ce que c'est seulement depuis 1894 que l'on a commencé à inscrire plus ou moins régulièrement les avortons qui auparavant échappaient à la déclaration, étant enfouis par la famille elle-même, sans intervention des pompes funèbres. — En se basant sur ce tableau, nous sommes en droit de conclure que la mortinatalité est très sensible pendant l'ensemble des quatres premiers mois, puis descend dans les mois suivants pour remonter et même dépasser le taux initial pendant le neuvième mois.

III. — Mortinatalité selon l'âge de la mère

ANNÉE	Moins de 15 ans	15 à 19	20 à 24	25 à 29	30 à 34	35 à 39	40 à 44	45 à 49	50 et plus	Age inconnu	Total
1891	2	233	1.146	1.189	812	499	203	26	1	132	4.243
1892	3	338	1 400	1.654	1.116	620	210	36	1	227	5.605
1893	»	275	1.497	1.529	1.076	530	222	21	2	228	5.380
1894	»	326	1.504	1.573	1.099	577	212	17	4	68	5.380
1895	»	308	1.453	1.544	1.078	638	180	18	»	95	5.314
Total	5	1.480	7.000	7.489	5.181	2.864	1.027	118	8	750	25.922
Moyenne	1	296	1.400	1.498	1.036	573	205	23	2	150	5.184
0/0	14,3	8,5	7,9	7,9	8,1	8,8	9,9	14,2	33,3		8,3

Natalité selon l'âge de la mère

ANNÉE	Moins de 15 ans	15 à 19	20 à 24	25 à 29	30 à 34	35 à 39	40 à 44	45 à 49	50 et plus	Age inconnu	Total
1892	7	3.451	17.364	19.566	13.066	6.250	1.976	176	5	1.065	62.925
1893	5	3.505	17.839	19.326	13.074	6.340	2.031	130	4	720	62.974
1894	9	3.483	18.108	18.983	12.832	6.763	2.077	173	9	724	63.164
1895	5	3.562	17.387	18.036	11.981	6.593	2.166	168	5	732	60.635
Total	26	14.001	70.697	75.911	50.953	25.946	8 250	647	23	3.241	249.695
Moyenne	7	3 500	17.674	18.978	12.738	6.486	2.063	162	6	810	62.424

III

Mortinatalité selon l'âge de la mère

Il ressort de ce tableau que la mortinatalité, étant en moyenne de 8, 3 0/0, est assez elevée, quand la mère est très jeune (moins de 15 ans), elle dépasse un peu la moyenne à l'âge de 15 à 19 ans, elle est la moins élevée à l'âge de 20 à 29 ans ; passé cet âge elle augmente, d'abord légèrement, puis devient considérable à 45 ans pour augmenter encore après.

IV. — Mortinatalité légitime selon l'âge du père.

ANNÉE	Moins de 25 ans	25 à 29	30 à 34	35 à 39	40 a 44	45 à 49	50 à 59	60 et plus	Age inconnu	Total
1891	155	821	811	515	293	152	77	6	80	2.910
1892	148	814	765	542	318	154	50	8	55	2.854
1893	116	771	799	457	285	109	72	4	67	2.680
1894	212	968	1.024	682	408	175	90	9	74	3.642
1895	163	1.011	1.054	687	362	183	80	9	20	3.569
Total	794	4.385	4.453	2.883	1.666	773	369	36	296	15.655
Moyenne	159	877	891	576	333	155	74	7	59	3.131
0,0	5,3	7,5	7,1	6,9	8,4	9,4	11,8	9,5		7,1

Natalité légitime selon l'âge du père.

ANNÉE	Moins de 25 ans	25 à 29	30 à 34	35 à 39	40 à 44	45 à 49	50 à 59	60 et plus	Age inconnu	Total
1891	3.192	12.310	12.797	8.579	4.223	1.627	668	88	91	43.575
1892	3.091	11.934	12 387	8.376	4.184	1.768	648	85	614	43.087
1893	3.076	11.824	12.542	8.371	4.135	1.683	569	80	707	42.987
1894	3.163	11.429	12.434	8.236	4.059	1.549	537	74	594	42.075
1895	2.417	10.952	12.559	7.909	3.937	1.600	701	45	236	40.356
Total	14.939	58.449	62.719	41.471	20.538	8.227	3.123	372	2.242	212.080
Moyenne	2.988	11.690	12.544	8.294	4.107	1.645	625	74	449	42.416

IV

Mortinatalité (légitime) selon l'âge du père

Il est demontré par ce tableau qu'en général, malgré quelques légers écarts de peu d'importance, la mortinatalité s'accroit avec l'âge du père et prend une proportion notable à partir de 45 ans. Le 0/0 calculé pour l'âge de 60 ans et plus ne peut avoir aucune signification puisque sa faiblesse est due visiblement à l'insuffisance du nombre des observations.

Si l'on compare ce tableau avec le précédent, on remarque que l'âge du père se fait sentir plus tard de 5 ans que l'âge de la mère.

V. Distribution mensuelle de la mortinatalité

Année	JANVIER		FÉVRIER		MARS		AVRIL		MAI		JUIN	
	Mort-nés	Total	Mort-nés	Total	Mort-nés	Total	Mort-nés	Total	Mort-nés	Total	Mort-nés	Total
1892	364	5.433	349	5.460	367	5.621	403	5.417	388	5.638	355	5.414
1893	366	5.464	330	5.117	336	5.568	340	5.412	347	5.171	344	5.141
1894	485	5.461	438	5.135	480	5.537	450	5.249	499	5.351	435	5.083
1895	491	5.304	454	4.973	491	5.554	466	5.234	462	5.322	409	4.795
Total	1.706	21.662	1.568	20.685	1.674	22.480	1.659	21.312	1.696	21.482	1.543	20.133
Moyen.	427	5.418	392	5.171	419	5.620	415	5.328	424	5.371	386	5.033
0/0	7,9		7,6		7,5		7,8		7,9		7,7	

Année	JUILLET		AOUT		SEPTEMBRE		OCTOBRE		NOVEMBRE		DÉCEMBRE	
	Mort-nés	Total	Mort-nés	Total	Mort-nés	Total	Mort-nés	Total	Mort-nés	Total	Mort-nés	Total
1892	332	5.318	353	5.026	272	4.720	333	4.950	324	4.800	362	5.278
1893	348	5.430	333	5.307	289	5.047	331	5.049	325	5.010	346	5.258
1894	427	5.520	428	5.259	427	5.012	458	5.239	401	4.760	452	5.355
1895	413	5.034	400	5.080	411	5.006	455	4.752	407	4.492	458	5.089
Total	1.520	21.302	1.514	20.672	1.399	19.785	1.577	19.990	1.457	19.062	1.618	20.980
Moyen.	380	5.326	379	5.468	350	4.946	394	4.998	364	4.766	405	5.245
0/0	7,1		7,3		7,1		7,9		7,6		7,7	

V

Distribution mensuelle de la mortinatalité.

Les mois les moins chargés de mort-nés sont juillet, août et septembre ; dans les autres mois les différences ne sont pas nettement tranchées et ne peuvent donner lieu aux conclusions particulières.

VI. Mortinatalité suivant la parité.

Année	Primipares	Multipares
1891	1.658	2.395
1892	1.590	2 609
1893	1.530	2.386
1894	2.242	2.885
1895	2.005	3.309
Total	9.025	13.584
0/0	39,87	60,13

VI

Mortinatalité suivant le degré de parité

Il semble résulter, au premier abord, de ce tableau, que les multipares sont plus fécondes en mort-nés que les primipares ; mais on ne peut pas se baser sur ces chiffres, puisqu'ils sont absolus, c'est-à-dire que le nombre des mort-nés est donné tout seul, sans rapport au total des naissances survenues chez les multi- et primipares. Aussi nous nous abstenons de tirer aucune conclusion.

VII. — Mortinatalité selon l'état civil.

ANNÉE	MORT-NÉS.			TOTAL DES NAISSANCES (MORT-NÉS COMPRIS).		
	Légitimes	Illégitimes	Total	Légitimes	Illégitimes	Total
1891	2.910	1.333	4.243	46.485	16.835	63.320
1892	2.854	1.348	4.202	45.941	16.834	62.775
1893	2.680	1.355	4.035	45.667	17.307	62.974
1894	3.642	1.738	5.380	45.717	17.444	63 161
1895	3.569	1.745	5.314	43.925	16.710	60.635
1896	3.755	1.731	5.486	44.471	16.811	61.282
Total	19.410	9.250	28.660	272 206	101.941	374.147
Moyenne	3.235	1.542	4.777	45.368	16.990	62.358 .
0/0	7,13	9,08	7,66			

Sur 100 légitimes. — 127 illégitimes

VIII. — Mortinatalité dans les hôpitaux civils

ANNÉES	MORT-NÉS			TOTAL DES NAISSANCES (MORTS-NÉS COMPRIS)		
	Légitimes	Illégitimes	Total	Légitimes	Illégitimes	Total
1891	419	598	1.017	3.636	7.084	10.720
1892	440	715	1.155	4.071	7.520	11.591
1893	467	704	1 171	4.280	7.572	11.852
1894	469	789	1.258	4.616	7.861	12.477
1895	484	792	1.276	4.554	7.707	12.261
1896	498	765	1.263	5.202	8.347	13.549
Total	2.777	4.363	7.140	26.359	46.091	72.450
Moyenne	463	727	1.190	4.393	7.682	12.075
0/0	10,54	9,46	9,86			

Sur 100 légitimes, — 90 illégitimes.

VII et VIII

Mortinatalité selon l'état civil à domicile et dans les hôpitaux

De la comparaison de ces deux tableaux on peut conclure que : 1° la mortinatalité est plus forte dans les hôpitaux qu'à domicile (9,86 : 7,66), aussi bien pour les légitimes que pour les illégitimes, que 2°, en ville l'illégitimité aggrave très sensiblement la mortinatalité (9,08 : 7, 13) ou sur 100 légitimes — 127 illégitimes, mais que 3°, c'est l'inverse qui se produit dans les hôpitaux (9,46 : 10,54) ou sur 100 légitimes — 90 illégitimes seulement. Comment expliquer tous ces faits ?

En 1876, M. L. A. Bertillon écrivait (1) : « Personne n'ignore que le groupe des mort-nés illégitimes se recrute, hélas, de mains infanticides. Leur augmentation si considérable (100 : 133) depuis la suppression des tours me paraît terriblement significative sur ce point », et dans un autre passage : « C'est un fait qui ne manque pas de gravité si l'on songe que les naissances illégitimes empruntent une notable proportion de leur mort-nés à l'infanticide, précoces victimes que l'on dissimule sous cet euphémisme » (2).

(1) *Dictionnaire encyclopédique des Sciences médicales* 1876, T. 10, page 20.

(2) Ici nous ouvrons une petite parenthèse ; partout dans l'aggravation que l'illégitimité imprime à la mortinatalité, c'est celle des

Tel n'est pas l'avis du docteur Jacques Bertillon, qui écrit (p. 13 et 14) : « Ce n'est donc pas au crime qu'il faut attribuer l'excès de la mortinatalité illégitime, du moins à Paris. Il serait plus plausible, à notre avis, de l'attribuer à l'affreuse misère dans laquelle tombent le plus souvent les filles-mères abandonnées. Les documents parisiens nous montrent mieux encore l'influence de la misère sur la mortinatalité. Ils nous prouvent que les femmes légitimes, lorsqu'elles sont pauvres, présentent une mortinatalité au moins aussi élevée que les filles-mères. C'est ce que l'on remarque lorsque l'on considère à part les naissances survenues hors domicile (c'est-à-dire dans les hôpitaux). On voit ainsi que les femmes mariées, lorsqu'elles sont assez pauvres pour aller accoucher à l'hôpital, ont une mortinatalité considérable. On n'attribuera certainement pas cette différence à quelque influence de l'atmosphère de l'hôpital ; cette explication ne serait pas admise à notre époque. Il est permis au contraire de l'attribuer à la misère physiologique des femmes qui viennent y accoucher. On peut faire pourtant une objection très sérieuse, c'est que très souvent l'hôpital recueille des femmes dont l'accouchement est laborieux et dont les sages-femmes ont dû refuser de se charger. Le fait est vrai, et même nous en voyons la trace dans le tableau qui précède ; c'est lui qui explique pourquoi la mortinatalité des légitimes nés à l'hôpital l'emporte sur celles des illégitimes.

En effet, les filles-mères vont très souvent (dans le

filles qui est le plus exagérée, bizarrerie qu'on retrouve dans tous les pays, mais surtout en France, et que M. Bertillon (et après lui les membres du congrès de démographie) attribue à des causes psychologiques.

tiers des cas environ) accoucher à l'hôpital. Les femmes mariées au contraire, n'y vont à peu près jamais (5 sur 100 accouchées environ); pour qu'elles se déterminent à le faire, il faut un motif grave tel que le fait d'un accouchement laborieux. La population mariée des maternités est donc une population plus choisie (au point de vue des accouchements laborieux) que la population des filles-mères ; de là vient sa mortinatalité un peu plus élevée. Je ne conteste donc pas que les accouchements laborieux ne doivent être plus nombreux à l'hôpital qu'ailleurs. Toutefois, je ne crois pas que ce fait très réel suffise à expliquer la grande mortinatalité des enfants légitimes ou illégitimes nés dans les hôpitaux. L'état misérable dans lequel se trouvent leurs mères, les professions pénibles qu'elles exercent me paraissent devoir y contribuer aussi. S'il en est ainsi, on peut se demander, s'il est nécessaire d'attribuer à d'autres causes la mortinatalité des illégitimes nés hors de l'hôpital. Ces enfants, remarquons-le bien, sont soumis à une mortinatalité moindre que ceux des hôpitaux quoique ces derniers soient protégés contre les tentatives criminelles. Cette dernière recherche me paraît donc confirmer le résultat de la précédente et me porte à croire que la misère des filles-mères entre dans une forte part dans l'excès de mortinatalité de leurs enfants. Je ne nie pas qu'un certain nombre d'infanticides et d'avortements n'échappent aux recherches de la justice ; ces crimes contribuent sans doute pour une part à augmenter le nombre des morts-nés illégitimes mais je ne crois pas que cette part soit élevée. »

Nous arrêtons ici les citations de l'étude si intéressante de M. J. Bertillon mais nous ne pouvons pas ne pas rapporter ses conclusions concernant l'étude de la mortinatalité pendant les famines de Finlande en 1866. 1867, 1868 et pendant et après le siège de Paris en 1870-1871 ; cette étude confirme l'influence que la misère de la mère exerce sur la mortinatalité. Voilà ces conclusions : « Pendant les grandes famines, la proportion des mort-nés dépasse de beaucoup les chiffres ordinaires ; on voit qu'une mauvaise récolte et plus encore, une famine ont une influence considérable sur la mortinatalité ; ainsi, nous voyons que la misère du siège de Paris a augmenté considérablement la mortinatalité : 1° des enfants conçus en temps de paix, mais nés pendant cette époque ; 2° des enfants conçus pendant le siège et nés après la conclusion de la paix ; chacune de ces deux époques et surtout la première, étant suivie par un temps où la mortinatalité était extrêmement faible ».

Il nous semble donc que la mortinatalité plus élevée dans les hôpitaux, malgré la surveillance rigoureuse qui y est exercée, doit être attribuée à la misère de sa clientèle et que la prédominance dans les hôpitaux de la mortinatalité légitime sur celle des illégitimes peut être très vraisemblablement mise sur le compte des dystocies plus fréquentes, comme le dit M. J. Bertillon ; quant à savoir, si la fréquence des mort-nés illégitimes est due au crime ou à la misère dans laquelle tombent le plus souvent les filles-mères abandonnées, nous discuterons mieux cette question dans le chapitre suivant que nous consacrons précisément à l'étude de l'influence que le degré d'aisance exerce sur la mortinatalité, tant légitime qu'illégitime.

IX. Mortinatalité selon le degré d'aisance

I. LOUVRE

Année	MORT-NÉS			TOTAL DES NAISSANCES (MORT-NÉS COMPRIS)		
	Légitimes	Illégitimes	Total	Légitimes	Illégitimes	Total
—	—	—	—	—	—	—
1891	87	51	138	968	391	1.359
1892	94	42	136	1.005	376	1 381
1893	91	30	121	966	324	1 290
1894	71	22	93	966	364	1.330
1895	73	26	99	861	327	1.188
1896	64	28	92	872	333	1.205
Total	480	199	679	5 638	2.115	7.753
Moyenne	80	33	113	940	353	1.293
0/0	8,51	9,35	8,74			

II. — BOURSE

ANNÉE	MORT-NÉS.			TOTAL DES NAISSANCES (MORT-NÉS COMPRIS).		
	Légitimes	Illégitimes	Total	Légitimes	Illégitimes	Total
	—	—	—	—	—	—
1891	86	46	132	1.188	468	1.656
1892	76	40	116	1.138	477	1.615
1893	72	38	110	1.113	474	1.587
1894	99	70	169	1.401	502	1.603
1895	98	58	156	1.020	461	1.481
1896	91	33	124	991	365	1.356
Total	522	285	807	6.551	2.747	9 298
Moyenne	87	48	135	1.092	458	1.550
0/0	7,97	10,48	8,71			

III. — TEMPLE

ANNÉE	MORT-NÉS			TOTAL DES NAISSANCES (MORT-NÉS COMPRIS).		
	Légitimes	Illégitimes	Total	Légitimes	Illégitimes	Total
1891	114	44	158	1.663	609	2.272
1892	99	44	143	1.606	646	2.222
1893	98	49	147	1.602	626	2.228
1894	120	53	173	1.548	645	2.193
1895	104	60	164	1.516	566	2.082
1896	135	60	195	1.488	591	2.079
Total	670	310	980	9.423	3.653	13.076
Moyenne	112	51	163	1.570	609	2.479
0/0	7,77	7,39	7,48			

IV. — HOTEL DE VILLE

Année	MORT-NÉS			TOTAL DES NAISSANCES (MORT-NÉS COMPRIS)		
	Légitimes	Illégitimes	Total	Légitimes	Illégitimes	Total
—	—	—	—	—	—	—
1891	117	66	183	1.774	626	2.400
1892	130	75	205	1.792	592	2.384
1893	130	57	187	1.882	642	2.524
1894	138	49	187	1.820	566	2.386
1895	140	57	197	1.784	571	2.355
1896	141	68	209	1.745	633	2.378
Total	796	372	1.168	10 797	3.630	14.427
Moyenne	133	62	195	1.799	605	2.404
0/0	7.39	10,25	8,11			

V. — PANTHÉON

Année	Mort-nés			Total des naissances (mort-nés compris).		
	Légitimes	Illégitimes	Total	Légitimes	Illégitimes	Total
—	—	—	—	—	—	—
1891	137	72	209	1.990	934	2.924
1892	110	72	182	1.895	927	2 822
1893	114	74	188	1.935	975	2.910
1894	171	112	283	1.915	927	2.842
1895	137	100	237	1.768	931	2 699
1896	153	94	247	1.794	924	2.718
Total	822	524	1.346	11.297	5.618	16.915
Moyenne	137	87	224	1.883	936	2.819
0/0	7,28	9,29	7,95			

IV. — LUXEMBOURG

ANNÉES	MORT-NÉS			TOTAL DES NAISSANCES (MORT-NÉS COMPRIS)		
	Légitimes	Illégitimes	Total	Légitimes	Illégitimes	Total
1891	82	43	125	1.434	670	2.104
1892	94	65	159	1.482	743	2.225
1893	64	67	131	1.375	784	2.156
1894	107	63	170	1.446	690	2.136
1895	101	73	174	1.259	663	1.922
1896	99	69	168	1.279	731	2.010
Total	547	380	927	8.275	4.278	12.553
Moyenne	91	63	154	1.379	743	2.092
0/0	6,60	8,84	7,36			

VII. — PALAIS-BOURBON

ANNÉE	MORT-NÉS			TOTAL DES NAISSANCES (MORT-NÉS COMPRIS).		
	Légitimes	Illégitimes	Total	Légitimes	Illégitimes	Total
—	—	—	—	—	—	—
1891	117	38	155	1.529	404	1.933
1892	113	38	151	1.449	409	1.858
1893	84	31	115	1 373	365	1.738
1894	117	30	147	1.431	368	1.799
1895	100	47	147	1.396	401	1.797
1896	119	43	162	1.420	386	1.806
Total	650	227	877	8.598	2.333	10 931
Moyenne	108	38	146	1.433	389	1.822
0/0	7,54	9,77	8,01			

VIII. — ÉLYSÉE

ANNÉES	MORT-NÉS			TOTAL DES NAISSANCES (MORT-NÉS COMPRIS)		
	Légitimes	Illégitimes	Total	Légitimes	Illégitimes	Total
1891	89	36	125	1.198	347	1.545
1892	61	23	84	1.145	310	1.455
1893	80	25	105	1.127	307	1.434
1894	81	33	114	1.060	303	1.363
1895	75	30	105	1.023	289	1.312
1896	77	26	103	999	268	1.267
Total	463	173	636	6.552	1.824	8.376
Moyenne	77	29	106	1.092	304	1.396
0/0	7,06	9,54	7,59			

IX. — OPÉRA

ANNÉE	MORT-NÉS			TOTAL DES NAISSANCES (MORT-NÉS COMPRIS).		
	Légitimes	Illégitimes	Total	Légitimes	Illégitimes	Total
1891	108	60	168	1.515	704	2.219
1892	98	66	164	1.472	692	2.164
1893	97	49	146	1.510	680	2.190
1894	113	107	220	1.400	694	2.094
1895	118	91	209	1.337	640	1.977
1896	124	72	196	1.309	631	1.940
Total	658	445	1.103	8 543	4.041	12.584
Moyenne	110	74	184	1.424	673	2 097
0/0	7,72	11,00	8,77			

X. — SAINT-LAURENT

ANNEE	MORT-NÉS			TOTAL DES NAISSANCES (MORT-NÉS COMPRIS)		
	Légitimes	Illégitimes	Total	Légitimes	Illégitimes	Total
1891	174	101	275	2.699	1.128	3.827
1892	168	94	262	2.610	1.006	3.616
1893	154	83	237	2.556	1.094	3.650
1894	206	103	309	2.512	1.045	3.557
1895	199	103	302	2.436	1.032	3.468
1896	201	102	303	2.525	983	3.508
Total	1.402	586	1.688	15.338	6.288	21.626
Moyenne	184	97	281	2.556	1.048	3.604
0/0	7,20	9,26	7,80			

XI. — POPINCOURT

ANNÉE	MORT-NÉS			TOTAL DES NAISSANCES (MORT-NÉS COMPRIS).		
	Légitimes	Illégitimes	Total	Légitimes	Illégitimes	Total
—	—	—	—	—	—	—
1891	301	133,	434	4.723	1.639	6.362
1892	260	130	390	4.661	1 622	6.283
1893	247	160	407	4.384	1.705	6.089
1894	329	149	478	4.455	1.645	6.100
1895	342	174	513	4.391	1 625	6.016
1896	377	181	558	4.453	1.621	6.074
Total	1.856	924	2.780	27.067	9.857	36 924
Moyenne	309	154	463	4.511	1.643	6.154
0/0	6,85	9,37	7,52			

XII. — REUILLY

ANNÉE	MORT-NÉS			TOTAL DES NAISSANCES (MORT-NÉS COMPRIS).		
	Légitimes	Illégitimes	Total	Légitimes	Illégitimes	Total
—	—	—	—	—	—	—
1891	165	62	227	2.434	682	3.116
1892	170	74	244	2.520	704	3.224
1893	171	60	231	2.456	687	3.143
1894	175	78	253	2.459	714	3.170
1895	177	79	256	2.265	653	2.918
1896	211	70	281	2.378	696	3.074
Total	1.069	423	1.492	14.512	4.133	18.645
Moyenne	178	71	249	2.419	689	3.108
0/0	7,36	10,30	8,01			

XIII. — GOBELINS.

ANNÉE	MORT-NÉS			TOTAL DES NAISSATCES (MORT-NÉS COMPRIS).		
	Légitimes	Illégitimes	Total	Légitimes	Illégitimes	Total
—	—	—	—	—	—	—
1891	123	46	169	2 707	782	3.489
1892	112	53	165	2.587	798	3 385
1893	112	51	163	2 589	813	3.402
1894	186	92	278	2.749	1.283	4.032
1895	204	74	278	2.550	1.050	3.600
1896	195	83	278	2.618	1.008	3.626
Total	932	399	4.331	15.800	5.734	21.534
Moyenne	155	67	222	2.633	956	3.589
0/0	5,89	7,32	6,49			

XIV. — OBSERVATOIRE

ANNÉE	MORT-NÉS			TOTAT DES NAISSANCES (MORT-NÉS COMPRIS).		
	Légitimes	Illégitimes	Total	Légitimes	Illégitimes	Total
	—	—	—	—	—	—
1891	128	58	186	2.505	879	3.384
1892	144	73	217	2.506	1.019	3.525
1893	141	74	215	2.430	1.462	3.592
1894	186	92	278	2.749	1.283	4.032
1895	203	86	289	2.410	941	3.351
1896	176	85	261	2.409	913	3.322
Total	978	468	1.446	15.009	6.197	21.206
Moyenne	163	78	241	2.501	1.033	3.534
0/0	6,52	7,55	6,82			

XV. — VAUGIRARD

ANNÉES	MORT-NÉS			TOTAL DES NAISSANCES (MORT-NÉS COMPRIS)		
	Légitimes	Illégitimes	Total	Légitimes	Illégitimes	Total
1891	161	72	233	2.744	836	3.580
1892	165	64	229	2.814	788	3.602
1893	197	85	282	2.958	786	3.744
1894	220	68	288	2.889	825	3.714
1895	239	87	326	2.826	803	3 629
1896	243	93	336	2.969	846	3.815
Total	1.225	469	1.694	17.200	4.884	22.084
Moyenne	204	78	282	2.867	814	3.681
0/0	7,12	9,58	7,66			

XVI. — PASSY

ANNÉES	MORT-NÉS			TOTAL DES NAISSANCES (MORT-NÉS COMPRIS)		
	Légitimes	Illégitimes	Total	Légitimes	Illégitimes	Total
—	—	—	—	—	—	—
1891	117	35	152	1.438	364	1.802
1892	105	22	127	1.399	346	1.745
1893	79	20	99	1.452	379	[illegible]
1894	136	37	173	1.473	357	1.830
1895	126	41	167	1.425	387	1.812
1896	136	26	162	1.505	368	1.873
Total	699	181	880	8.692	2.201	10.893
Moyenne	117	30	147	1.479	367	1.816
0/0	8,07	8,17	8,09			

XVII. — BATIGNOLLES-MONCEAU

ANNEE	MORT-NÉS			TOTAL DES NAISSANCES (MORT-NÉS COMPRIS).		
	Légitimes	Illégitimes	Total	Légitimes	Illégitimes	Total
1891	213	96	309	3.216	1.136	4.352
1892	203	86	289	3.125	1.104	4.229
1893	184	85	269	3.213	1.070	4.283
1894	243	121	364	3.125	1.094	4.219
1895	266	116	382	3.120	1.085	4.205
1896	285	103	388	3.021	1.067	4.088
Total	1.394	607	2.001	18.820	6.556	25.376
Moyenne	232	101	333	3.137	1.092	4.229
0/0	7,40	9,25	7,87			

XVIII. — MONTMARTRE

ANNÉE	MORT-NÉS			TOTAL DES NAISSANCES (MORT-NÉS COMPRIS).		
	Légitimes	Illégitimes	Total	Légitimes	Illégitimes	Total
1891	244	114	358	4.617	1.708	6.325
1892	293	108	401	4.511	1.650	6.161
1893	238	130	368	4.647	1.660	6.307
1894	366	197	563	4.540	1.729	6.269
1895	383	178	561	4.537	1.666	6.203
1896	398	196	594	4.564	1.707	6.274
Total	1.922	923	2.845	27.416	10.120	37.536
Moyenne	320	154	474	4.569	1.687	6.256
0/0	7.00	9,13	7,56			

XIX. — BUTTES-CHAUMONT

ANNÉE	MORT-NÉS			TOTAL DES NAISSANCES (MORT-NÉS COMPRIS).		
	Légitimes	Illégitimes	Total	Légitimes	Illégitimes	Total
—	—	—	—	—	—	—
1891	174	67	241	3.079	1.092	4.171
1892	166	85	251	3.039	1.251	4.290
1893	146	90	236	3.048	1.329	4.377
1894	282	123	405	3.091	1.228	4.319
1895	232	121	353	2.865	1.177	4.042
1896	259	146	405	2.945	1.226	4.141
Total	1.259	632	1.891	18.037	7.303	25.340
Moyenne	210	105	315	3.006	1.217	4.223
0/0	6,99	8,63	7,46			

XX. — MÉNILMONTANT

ANNÉES	MORT-NÉS			TOTAL DES NAISSANCES (MORT-NÉS COMPRIS)		
	Légitimes	Illégitimes	Total	Légitimes	Illégitimes	Total
1891	173	93	266	3.064	1 436	4.500
1892	193	94	287	3.185	1.404	4.589
1893	181	97	278	3.051	1.448	4 499
1894	284	137	421	3.218	1.482	4.700
1895	252	147	399	3.136	1.442	4 578
1896	271	153	424	3.217	1.514	4.731
Total	1.354	721	2.075	18.871	8.726	27.597
Moyenne	226	120	346	3.145	1.454	4.599
C/0	7,19	8,25	7,52			

A. Arrondissements ayant approximativement

Moins de	De 50	De 100	De 200	De 300	
50 domestiques (1).	à 100 domestiques.	à 200 domestiques.	à 300 domestiques.	à 427 domestiques.	870 domestiques.
Moins de 100 contrats (2).	De 100 à 150 contrats.	De 150 a 200 contrats.	De 200 à 250 contrats.	De 250 à 300 contrats.	346 contrats.
Plus de 650 ouvriers (3).	De 550 à 650 ouvriers.	De 450 à 550 ouvriers.	De 350 à 450 ouvriers.	De 250 à 350 ouvriers.	190 ouvriers.
Plus de 200 surpeup. (4).	De 150 à 200 surpeuplés.	De 100 à 150 surpeuplés.	De 50 à 100 surpeuplés	De 50 à 100 surpeuplés.	40 surpeuplés.

Très Pauvres	Pauvres	Aisés	Très Aisé	Riches	Très Riche
XIII. Gobelins.	XI. Popincourt.	II. Bourse.	VI. Luxembourg.	I. Louvre.	VIII. Elysée.
XV. Vaugirard.	XII. Reuilly.	III. Temple.		VII. Palais-Bourbon.	
XVIII Montmartre.	XIV. Observatoire.	IV. Hôtel-de-Ville.		IX. Opéra.	
XIX. Buttes-Chaumont.		V. Panthéon.		XVI. Passy.	
XX. Ménilmontant.		X. Saint-Laurent.			
		XVII. Batignolles-Monceau.			

(1) Sur 100 ménages composés de deux personnes au moins.

(2) Contrats de mariage sur 1000 ménages.

(3) Sur 1000 personnes exerçant une profession.

(4) Sur 1000 habitants. Nous appelons « surpeuplés » les individus vivant dans des logements où le nombre des habitants dépasse le double du nombre des pièces.

B. 0/0	Total	Légitimes	Illégitimes	Sur 100 mort-nés légitimes combien des illégitimes ?
1. Élysée................	7,59	7,06	9,54	135
2. Palais-Bourbon.,...... .	8,01	7,54	9,77	130
3. Passy................	8,09	8 07	8,17	101
4. Louvre................	8,74	8,51	9,35	110
5. Opéra	8,77	7,72	11,00	142
6. Luxembourg...........	7,36	6,60	8,84	134
7. Bourse................	8.71	7,97	10,48	131
8. Temple.............. .	7,48	7,77	7,39	95
9. Hôtel-de-Ville.........	8,11	7,39	10,25	139
10. Panthéon.............	7,95	7,28	9,29	128
11. Saint-Laurent........	7,80	7,20	9,26	129
12. Batignolles-Monceau...	7,87	7,40	9,25	125
13. Observatoire..........	6,82	6,52	7,55	116
14. Popincourt	7,52	6,85	9,37	137
15. Reuilly..............	8,01	7,36	10,30	140
16. Vaugirard............	7,66	7,12	9,58	135
17. Montmartre..........	7,56	7,00	9,13	130
18. Buttes-Chaumont......	7,46	6,99	8,63	123
19. Ménilmontant........	7,52	7,19	8,25	115
20. Gobelins.............	6,19	5,89	7,32	124

Mortinatalité selon le degré d'aisance

Pour définir les degrés d'aisance de 20 arrondissements de Paris, nous nous sommes servis du tableau très ingénieux de M. Bertillon, publié *in* Résultats statistique du dénombrement de 1891 pour la ville de Paris, etc., que nous reproduisons ici (tableau A.) Nous avons disposé les résultats obtenus d'après ce tableau ce qui nous donne ainsi un autre (tableau B), dans lequel les arrondissements sont classés d'après le degré descendant de leur aisance. La première colonne représente la mortinatalité générale, et l'on remarque du premier coup d'œil que les 0/0 les plus faibles se trouvent en bas, les plus forts en haut, à part quelques légères oscillations ; il n'y a que l'arrondissement de Reuilly qui semble faire exception, mais cela s'explique facilement par sa dualité : en effet il compte deux quartiers bourgeois et deux quartiers ouvriers. L'arrondissement des Gobelins, le plus pauvre de tous, arrive le dernier avec 6,19 0/0, tandis que l'Opéra, l'un des plus riches, compte 8,77 0/0.

Les deux colonnes suivantes, pour la mortinatalité légitime et illégitime, présentent le même aspect ; les plus forts 0/0 se trouvent du côté des arrondissements riches, les plus faibles se distribuent parmi les arrondissement. pauvres ; cette fois encore les Gobelins, dans les deux cas présentent le niveau le plus faible, tandis que les arrondissements tels que le Louvre pour la mortinatalité légitime et l'Opéra pour l'illégitime payent la dîme mortuaire la plus élevée. Il va sans dire que dans tous les arrondissements la probabilité de la mortinatalité des illégitimes, comme la quatrième colonne l'indique, dépasse de beaucoup celle des légitimes, excepté cependant l'arrondissement du Temple, qui pour 100 mort-nés légitimes ne compte que 95 illégitimes. Encore un fait très intéressant, constaté par la 4ᵉ colonne, c'est que la prédominance de la mortinatalité illégitime sur celle des légitimes a une tendance, pas très nettement marquée toutefois, de diminuer avec l'aisance de l'arrondissement. A Menilmontant, par exemple, on compte pour 100 mort-nés légitimes, 115 illégitimes, tandis qu'à l'Opéra 142 ; nous avons déjà mentionné la situation exceptionnelle du Temple à cet égard.

Dans le chapitre précédent nous avons vu combien la misère que nous savons si meurtrière pendant toute la durée de l'existence, combien elle l'est même avant la naissance, dans quelle proportion elle augmente le coefficient de la mortinatalité ; n'était-ce cette augmentation, la différence entre les arrondissements riches et pauvres serait mise encore plus en relief, quand déjà maintenant elle est si accentuée. — Au premier aspect le résultat pareil semble étrange et très embarrassant, mais il suffit de se rappeler que les mêmes arrondissements riches fournissent une quantité moindre d'enfants pour que l'énigme commence à s'éclaircir. En restreignant volontairement le nombre de ses enfants (et c'est constaté, comme nous l'avons dit dans l'introduction, par la statistique comparée de la mortalité en France par départements), les classes riches arrivent à ce but par deux voies différentes : 1º par la diminution du nombre des naissances et, 2º comme cela ressort de la statistique dressée par arrondissements de Paris, — par l'augmentation de la mortinatalité. Ce n'est un secret pour personne que la diminution de la natalité dépend non des causes spéciales d'ordre physiologique, mais d'une restriction volontaire, et nous présumons que la volonté joue aussi un rôle prépondérant dans l'augmentation de la mortinatalité dans les arrondissements riches, et cette présomption peut facilement se changer en conviction si nous tenons compte de ce que la misère qui aggrave si sensiblement la mortinatalité, fait ses ravages précisément dans les arrondissements pauvres. Nous savons combien est répandue, malheureusement, la pratique de l'avortement criminel, et ce fait ne peut que fortifier notre opinion. — Ainsi, il nous paraît résulter de nos tableaux que la mortinatalité croît avec le degré d'aisance.

X. — Evolution de la mortinatalité.

ANNÉE	MORT-NÉS	TOTAL DES NAISSANCES (MORT-NÉS COMPRIS).	0/0
—	—	—	—
1817	1.271	25.030	5,1
1827	1 631	31.437	5,2
1837	1.845	31.037	5,9
1847	2.180	34.930	6,2
1857	2.836	40.151	7,1
1867	4.334	59.378	7,3
1877	3 804	58.845	6,5
1887	4.388	63.330	7,1
1895	5.314	60.635	8,8

X

Evolution de la mortinatalité

Le premier devoir du statisticien est de faire l'analyse préalable des matériaux avec lesquels il opère ; en effet si la matière première est douteuse, l'édifice ne sera pas bien solide. Nous ne pouvons pas apprécier la juste valeur des chiffres qui se rapportent à la première moitié de ce siècle ; s'ils ne nous trompent pas, la mortinatalité fait des progrès constants. Ce fait n'a rien pour nous surprendre puisqu'il complète l'analogie avec la natalité qui est influencée, comme nous l'avons vu, par les mêmes facteurs et qui baisse à partir du commencement du siècle à peu près.

CONCLUSIONS

Dans notre travail dont nous reconnaissons les lacunes et l'insuffisance, nous voulons aboutir aux conclusions suivantes :

1° La mortinatalité des garçons l'emporte de beaucoup sur celle des filles ;

2° La chance de mort du fœtus est très grande pendant les quatre premiers mois de la grossesse, relativement faible pendant chacun des 6me, 7me et 8me mois, et s'élève brusquement pendant le 9me mois :

3° Après 20 ans la mortinatalité augmente avec l'âge de la mère ;

4° La mortinatalité augmente avec l'âge du père ;

5° L'illégitimité aggrave considérablement la mortinatalité.

6° La mortinatalité croit avec le degré d'aisance.

7° La mortinatalité va en augmentant.

Vu : par le président de la thèse,

A. PROUST

Vu

Par le doyen,

BROUARDEL

Vu et permis d'imprimer,

Le Vice-Recteur de l'Académie de Paris,

GRÉARD

Orléans. — Imp. Morand, 47, rue Bannier

RED. :

20

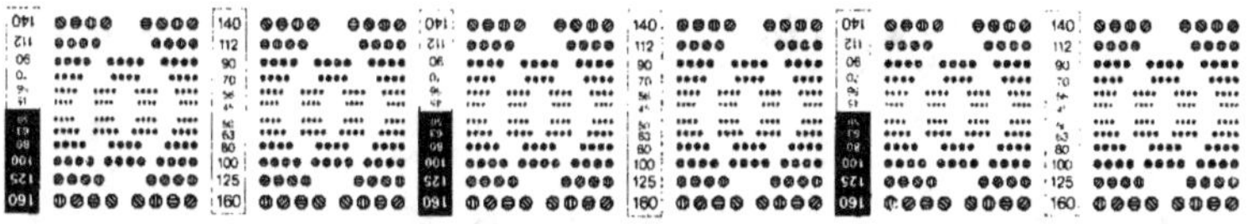

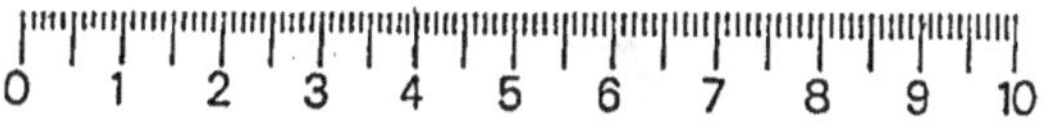